PHARMACIE SAINT-J...

C. VIVIANT

Pharmacien, Place Saint-Jean, Valence.

GUIDE DE LA SANTÉ

CONTENANT DES

Notions pratiques d'hydrothérapie

DES

CONSEILS D'HYGIÈNE

ET DES

RECETTES DE MÉNAGE

PAR

le Docteur JAM

Membre de plusieurs Sociétés savantes.

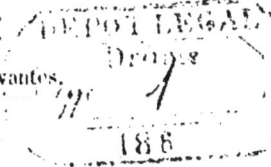

VALENCE, IMPRIMERIE VALENTINOISE, PLACE ST-JEAN

—

1895

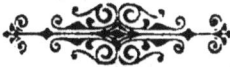

SIROP PECTORAL CALMANT

DE C. VIVIANT

Grâce à ses propriétés calmantes et adoucissantes, ce Sirop est une des meilleures préparations pour combattre avec efficacité les maladies de poitrine et des voies respiratoires : *Rhume, Bronchite, Catarrhe, Asthme, Grippe, Enrouement, Irritations de la gorge.*

Mode d'emploi : Pour les grandes personnes, 5 cuillerées à soupe par jour, soit pur, soit dans une tasse de tisane béchique.

Prix : 1,50 le flacon.

Huile de foie de morue

Il faut préférer les huiles blondes ou ambrées extraites des foies récents à une basse température. Leur odeur est franche, leur saveur est douce, elles possèdent toutes les propriétés curatives recherchées dans ce précieux médicament.

ALCOOL DE MENTHE

Quelques gouttes dans un verre d'eau sucrée, pour boisson apéritive, rafraîchissante, stimulante, tonique.

Contre les coliques, maux de tête, d'estomac, de cœur, de dents, migraines, etc.

BAUME ODONTALGIQUE

Quelques gouttes sur un morceau de coton appliqué sur la dent malade suffisent pour calmer les douleurs les plus vives.

Lotion régénératrice de Pontherey

Arrête immédiatement la chute des cheveux, les fait repousser et enlève les pellicules.

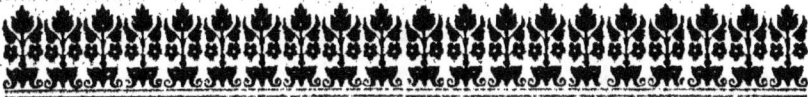

Notions pratiques d'hydrothérapie

Un grand nombre de maladies considérées comme incurables, sont modifiées, souvent guéries par l'hydrothérapie. Cette méthode a vaincu la résistance du corps médical dont l'amour-propre était blessé d'avoir vu, grâce à l'ingénieux emploi de l'eau froide, un paysan inculte guérir des maladies, dont n'avait pu triompher aucun autre moyen.

Nous partageons l'avis du célèbre docteur Scoutetten : « Qu'importe l'origine du remède pourvu qu'il guérisse ; le « premier devoir de l'honnète homme est de l'accueillir avec « reconnaissance. » Hippocrate n'hésitait pas à consulter les tables votives. Pendant la grande période romaine, l'eau froide était en grande faveur parmi les médecins. C'est avec elle que Mussa guérissait l'empereur Auguste, soignait Horace.

Depuis ce temps jusqu'à nos jours l'hydrothérapie a passé par des alternatives d'enthousiasme et d'oubli.

L'origine de l'hydrothérapie actuelle n'est pas très ancienne ; on peut dire que cette méthode a été inventée, créée de toutes pièces en 1828, par un paysan de la Silésie, Vincent Priesnitz. Ce berger, doué d'une grande intelligence, d'une sorte de génie médical, est blessé gravement à la tête par un coup de pied de cheval, écrasé par les roues d'une voiture ; les médecins le déclarent perdu, ou tout au moins perclus à jamais, mais Priesnitz n'accepte pas ce jugement sévère, il se soigne par l'eau froide, *intus et extra* ; de suite il revient à la vie, à la santé. Cette guérison fit du bruit. Grand nombre de malades vinrent réclamer ses conseils, son traitement, si bien qu'il installe à Græfenberg, le premier établissement d'hydrothérapie, avec ses douches, ses bains généraux et particuliers, ses draps mouillés, etc. Le succès dépasse ses espérances. Græfenberg devient le rendez-vous de tous les souffreteux, des estropiés, si bien que, douze ans après, Priesnitz avait, autour de lui, plus de 1500 malades, de toutes classes et de tous pays. Ce médecin sans diplôme, qui est devenu et est resté célèbre, avait dans ces circonstances employé avec beaucoup de tact, avec audace, les pratiques des rebouteurs Silésiens, ses compatriotes.

Bien que l'on puisse mettre en usage l'eau froide avec succès dans certaines maladies aiguës, les établissements hydrothérapiques ne sont guère fréquentés que par des malades atteints d'affections chroniques.

L'EAU FROIDE A L'INTÉRIEUR

L'eau est la meilleure de toutes les boissons. Nul être vivant ne peut s'en passer, mais elle doit avoir toutes les qualités de la bonne eau potable. Elle doit être limpide, légère, agréable au goût, bien aérée, elle doit dissoudre facilement le savon et bien cuire les légumes En général, les eaux de sources remplissent parfaitement ces conditions. Il est impossible de fixer la quantité exacte d'eau que devra boire, chaque jour, un malade soumis au traitement hydrothérapique. On peut dire cependant qu'en moyenne, pendant l'été, deux à trois litres d'eau peuvent être absorbés. Il faut éviter de boire l'eau trop froide; au-dessous de 9 à 10°, elle n'est pas bien tolérée.

On a bien dit, et bien des personnes peuvent encore croire que l'usage habituel de l'eau diminue les forces. Cela n'est pas exact, puisque les buveurs d'eau peuvent se livrer à un travail intellectuel et corporel très actif; en général, ils mangent et digèrent bien, arrivent à un âge avancé. On a cité des noms célèbres parmi les buveurs d'eau : César, Démosthènes, Mitton, Charles XII, Silvio Pellico, Garibaldi. Pour notre part, nous en connaissons beaucoup dont la fécondité virile et littéraire, ne le cède pas à celle des buveurs de vin.

C'est le matin et à jeun, que l'eau devra être prise, et pendant l'administration du liquide bu par verre, par demi verre, le malade se livrera à un mouvement aussi actif que possible, sans toutefois provoquer la sueur.

Les lavements froids, ou mieux encore les douches rectales, quand elles sont organisées dans les établissements, sont employés pour combattre l'inertie du gros intestin, la constipation qui en résulte, l'engorgement des organes internes, les chutes de l'uterus, du rectum.

Les injections d'eau froide dans les cavités, sont fort utiles dans une foule de cas, enfin les gargarismes ont leurs indications dans les maladies de la gorge. Dans le traitement de l'angine couenneuse, le docteur Grand-Boulogne a employé, avec succès, la glace en fragments. En 1868, pendant le cours d'une épidémie d'angine diphtéritique, nous avons fait prendre à plus de 30 enfants très gravement atteints, des fragments de glace, avec la précaution de les renouveler aussitôt qu'ils étaient fondus. Ce moyen a été parfaitement accepté par les jeunes malades, et, grâce à lui, la mortalité n'a pas été considérable.

L'EAU FROIDE EN USAGE EXTERNE

Les lotions et les **affusions froides** sont des pratiques d'hydrothérapie, dont l'usage doit être conseillé aux personnes qui ne peuvent fréquenter les établissements spéciaux.

Bains. — L'action du bain froid varie suivant la durée,

Si le bain est court, il est excitant : s'il est prolongé, il est sédatif. Dans le cas où l'on veut obtenir un effet excitant, l'immersion dans l'eau ne devra pas dépasser trois à quatre minutes. Tant que la chaleur du corps reste élevée, on peut rester dans le bain, mais il faut en sortir dès que le frisson se fait sentir. Le procédé de Schedel est un bon moyen de contrôle. Le malade tient un bras hors de l'eau, tant que celle-ci se vaporise on peut séjourner dans le bain, mais il faut en sortir aussitôt que l'évaporation cesse. Pendant ce temps-là il faut aussi se donner du mouvement, s'agiter, faire des frictions sur tout le corps, et surtout sur les points douloureux.

A la sortie du bain tout le corps devra être bien essuyé avec un linge un peu rude, afin de déterminer une réaction obtenue et maintenue par le mouvement.

Le grand bain sans sudation préalable est le bain hygiénique par excellence.

Bains partiels. — Le demi bain fort employé à Grœfenberg par Priesnitz, est essentiellement dérivatif. L'administration du demi bain est simple et facile. Le malade, tout nu, est assis sur un siège très bas, placé dans une baignoire, ou dans un cuveau au fond duquel se trouve une mince couche d'eau froide, ou dégourdie. A l'aide de cette eau on le frictionne, et il se frictionne lui-même pendant un certain temps. Il est bon aussi de faire quelques ablutions plus fortes.

Ces demi bains peuvent être assez prolongés; dans quelques cas, ils alterneront avec le bain entier.

Bains de siège. — Le bain de siège froid (8°), et court (5 minutes), est un révulsif énergique; plus prolongé (10 à 12 minutes), moins froid (12 à 15°), il favorise la circulation profonde du bas ventre, et abaisse la température du corps. Ces bains pris à eau dormante et à eau courante sont employés contre l'impuissance, les pollutions nocturnes.

Bains de pieds, bains de jambes. — L'immersion

des pieds, des jambes, pendant 15 minutes en moyenne dans un baquet rempli d'eau froide (6 à 8°), produit dans bien des cas, une révulsion salutaire. C'est un excellent moyen pour ramener la chaleur aux extrémités, chez les personnes qui se plaignent constamment du froid aux pieds ; c'est aussi un moyen préservatif et curatif des engelures. Pendant ce temps là, frotter les pieds l'un contre l'autre, et après le bain, les essuyer avec un linge assez rude, et faire des frictions avec un gant de cuir ou de laine.

Des médecins hydropathes considèrent l… bains de pieds comme inutiles, même nuisibles; cependa… en présence d'accidents congestifs, au lieu du prédiluve très chaud, on peut employer le pédiluve tiède, additionné le farine de moutarde, dont l'action sera aussi rendue plus active.

La douche. — C'est le mode d'emploi le plus fréquent de l'eau froide dans le traitement hydrothérapique, beaucoup de malades n'en connaissent pas d'autre. Quand elle est courte, elle a une action excitante, elle produit sur la peau une sorte de massage, elle tonifie les papilles nerveuses, réveille, stimule toutes les fonctions. Nous avons entendu dire à plusieurs maîtres : courte douche, bonne douche.

La durée de la douche varie suivant l'état des sujets, il est toujours prudent de commencer par une douche de 25 à 30 secondes; après quelques séances, elle sera prolongée.

On fera arriver un jet puissant d'eau fraîche (10 à 12°) sur les pieds, les jambes, les cuisses, les reins, puis en brisant le jet avec le doigt, on arrose tout le corps en évitant de frapper la tête.

La douche devra être prise le matin à jeun ou l'après-midi, 4 heures après le repas. Il ne convient pas, non plus, que le corps soit refroidi ou tout en sueur, à la suite d'un exercice violent, d'une marche forcée. Il en est autrement quand la sueur a été obtenue au moyen de l'étuve. Beaucoup de médecins prescrivent la douche à la sortie des appareils de sudation : bains de four résineux, bains de caisse. Un drap sec, des serviettes seront disposés pour essuyer, sécher la peau ; un peu d'exercice, une sorte de gymnastique, sont toujours utiles après la douche.

La douche en poussière est produite par des pommes d'arrosoir disposées en fer à cheval, par des tubes circulaires, percés de trous. C'est un moyen révulsif, utile contre la faiblesse générale, l'insomnie, l'irritation nerveuse et même certaines formes de paralysie.

La douche en pluie est obtenue au moyen d'une pomme d'arrosoir avec des trous plus grands que pour la douche en poussière. C'est comme une pluie d'orage qui inonde le malade. Elle a une action tonique, utile contre les rhumes, les coryzas chroniques, les rhumatismes, les sueurs excessives, la chlorose.

La douche en lame tient le milieu entre la douche en colonne et la douche en pluie.

La douche filiforme, obtenue par un appareil à forte pression, est d'une grande puissance et a produit, dans certains cas, des résultats remarquables, suivant les observations des docteurs Moutard-Martin et de Laurès.

Les médecins hydropathes ne sont pas d'accord à propos de la vertu des douches écossaises : jet d'eau chaude plus ou moins prolongé, suivi d'une aspersion d'eau froide plus courte.

Le docteur Duval n'accepte dans son établissement ni l'eau chaude, ni même l'eau tiède ; le docteur Beni Barde prétend, avec la douche écossaise, remplacer la sudation des étuves. Pour d'autres, rien ne peut remplacer le maillot dont voici le mode d'emploi.

Maillot humide. — Cette pratique d'hydrothérapie n'est pas toujours, et c'est bien à tort, acceptée de suite par les malades, car elle est assez simple et produit d'excellents effets.

On place sur un lit une large couverture de laine, et par dessus un grand drap mouillé, trempé d'eau froide ; on tord le drap plus ou moins fort, suivant l'effet à obtenir. Le malade est couché sur le lit, la tête haute; de suite on l'enveloppe de toutes parts, les membres inférieurs séparément, puis on croise le drap sur la poitrine en tournant les coins vers le dos. On en fait autant pour la couverture, serrée modérément. Cela ressemble à un maillot d'enfant. Le tout est recouvert d'un large plumeau, bien bordé.

Tout d'abord, le malade ressent un froid pénétrant, des frissons, des tremblements; la face est pâle; le pouls se ralentit; puis, après 10 ou 15 minutes, il éprouve une sensation de fraîcheur, une chaleur douce et agréable; le drap devient sec assez rapidement, car l'eau en est absorbée. Une couche de vapeur couvre tout le corps, le pouls se relève, la face rougit, la sueur arrive, et cela veut dire que la séance est terminée.

Scoutetten a vu, grâce au maillot, la chaleur fébrile et la soif disparaître assez vite; chez des malades atteints de fièvres graves, le docteur Macario le recommande comme un moyen économique, facile à employer, aux médecins de campagne, quand ils se trouvent en présence de malades atteints de fièvre typhoïde; il a obtenu, avec le drap mouillé, trois grands succès dans des cas de rhumatisme articulaire aigu.

Lubanski prétend que le drap mouillé peut remplacer avec avantage les bains domestiques. Des marins privés d'eau douce ont souvent étanché leur soif, en s'enveloppant dans un drap, dans une toile à voile, mouillés d'eau de mer.

L'effet du maillot et des compresses mouillées serait sans doute plus actif, plus agréable, si le drap ou la compresse étaient trempés dans une décoction refroidie de branches de pin et genévrier, c'est à peu près la formule du bain aromatique du docteur Laure, d'Allevard.

A propos des crises. — Ce n'est pas dans cette courte notice, qu'il serait à propos de discuter la valeur de la doctrine des *crises*, en si grande faveur chez les anciens, négligée par les médecins de l'école moderne. Ce que nous pouvons dire, c'est que la crise est le retour des fonctions à leur type normal, c'est une lutte engagée entre la force conservatrice et la maladie.

L'art médical doit donc faire tous ses efforts pour sollicite et aider cette force.

C'est par la peau, les reins, les membranes muqueuses, que les crises ont lieu. Or, rien n'est meilleur que l'hydrothérapie pour les provoquer et pour expulser toutes les matières peccantes, tous les microbes, tous ces ennemis de l'organisme.

Ne voyons-nous pas tous les jours une maladie jugée dangereuse, vaincue par les crises.

Pour les favoriser, l'hydrothérapie appelle à son aide les sudations provoquées par l'exercice, le maillot, le bain de vapeur à la lampe et, par dessus tout, le bain de vapeur térébenthiné, le bain thermo-résineux, dont les effets sont si remarquables.

———

Il est bien certain que pour suivre sérieusement un traitement hydrothérapique, il faut l'intervention médicale, le séjour dans un établissement parfaitement agencé, présentant toutes les conditions de bien-être et de confortable. Un des grands maîtres de cette méthode, le docteur Fleury, n'a-t-il pas dit : « Les malades traités à domicile ne ressentent pas les importantes et heureuses influences exercées par le changement d'air, de lieu, de régime, de milieu physique, intellectuel et moral. Ils restent sous l'empire de conditions hygiéniques du genre de vie, de préoccupations d'affaires qui ont présidé au développement de la maladie et qui, souvent, l'entretiennent à l'état de chronicité ».

Ce n'est pas à dire qu'il faut négliger l'emploi de l'eau froide comme moyen hygiénique ; l'appareil connu sous le nom de doucheuse, peut être installé dans tous les cabinets de toilette ; nous y voyons avec plaisir le tub, les gants et les lanières à frictions. Les affusions froides, les grandes lotions sur tout le corps avec une grosse éponge, le drap mouillé, sont employés avec succès pour tonifier la peau et la débarrasser de toute impureté.

N'oublions pas que les pratiques étaient obligatoires chez les anciens, que Moïse avait fait une loi des ablutions froides; et bien des femmes non seulement ne craindront pas l'eau, mais en useront largement quand elles voudront bien se souvenir que Ninon de Lenclos a conservé jusqu'à la fin de sa vie sa belle santé, sa beauté, grâce aux lotions froides et même glacées dont elle fit usage toute sa vie, l'hiver comme l'été, et cela jusqu'à un âge très avancé.

D^r JAM.

L'INHALATEUR DE St-UZE, très utile pour les affections de la gorge, des bronches, catarrhes pulmonaires, se trouve à la **Pharmacie St-Jean**.

Modèle déposé, en porcelaine décorée, allant au feu.

Prix : 5 francs.

CONSEILS D'HYGIÈNE

Abcès, clou, furoncle. — Réunion de pus développé dans le tissu cellulaire. Cataplasmes de farine de lin arrosés d'eau phéniquée, lavages à l'eau phéniquée, onguent styrax et vaseline boriquée.

Se purger avec l'eau d'Epsom ou le thé des Cévennes.

Acné. — Est caractérisé par de petits boutons suppurant lentement et incomplètement, qui apparaissent surtout à la figure.

Usage journalier de l'élixir dépuratif du Dr Jam, pommade philodermique de la pharmacie St-Jean.

Aigreurs d'estomac. — Sensation désagréable d'âcreté causée par la mauvaise digestion.

Une cuillerée à café de magnésie calcinée à chaque repas ; le matin, une cuillerée à soupe de l'élixir du Dr Jam.

Amaigrissement. — Diminution graduelle de l'embonpoint, rechercher la cause et la combattre ; puis, régime fortifiant, vin tonique et reconstituant, vin du Dr Jam.

Aménorrhée (*absence des règles*). — Dû, le plus souvent, à la faiblesse de constitution. Traitement reconstituant, viandes grillées, bon vin, exercice au grand air, pilules ferrugineuses reconstituantes, vin tonique du Dr Jam.

Ampoules. — Soulèvement de l'épiderme par quelques gouttes de sérosité incolore.

Pendant la douleur, compresses d'eau fraîche, ensuite pansement avec de la vaseline.

Anémie (*pâles couleurs*). — Est caractérisée par la diminution des globules sanguins plutôt que par l'absence du sang.

Exercice au grand air, traitement tonique sous toutes les formes, le spécifique par excellence de cette maladie est le vin ferrugineux du Dr Jam. Éviter la constipation par l'emploi du thé des Cévennes.

Angine (*mal de gorge*). — Au début, gargarismes émollients avec la racine de guimauve, l'eau d'orge miellée ; puis, gargarismes astringents, bains de pieds sinapisés ; lorsque l'angine est chronique, usage des pastilles de chlorate de potasse, des balsamiques.

Apoplexie cérébrale (*coup de sang*). — Promener des sinapismes sur les membres inférieurs ; pour éviter le retour des attaques, usage de l'élixir purgatif du Dr Jam et du thé des Cévennes.

Aphtes (*muguet des enfants*). — Collutoire au miel rosat boraté, purgation avec une cuillerée à café d'huile de ricin.

Asthme. — Est caractérisé par une difficulté de respirer avec un sentiment d'oppression revenant à des intervalles irréguliers.

Éviter les refroidissements, les lieux humides, l'usage de l'eau froide ; pendant les accès, fumigations de papier nitré dans la chambre, trois cuillerées à soupe par jour d'élixir anti-asthmatique Viviant, sirop pectoral du docteur Jam.

Attaque de nerfs. — Coucher la malade la tête basse, faire respirer de l'éther.

Pour éviter de nouvelles attaques, régime fortifiant, vin reconstituant du Dr Jam.

Blessures, contusions, plaies. — Laver la plaie avec de l'eau phéniquée tiède, ensuite, tenir constamment des compresses imbibées de la mixture résolutive de la pharmacie St-Jean.

Bronchite, rhume, catarrhe, grippe. — Tisane chaude adoucissante, air chaud, sirop pectoral adoucissant du docteur Jam, appliquer sur la poitrine un emplâtre de Voiron, faire usage de la noseline russe.

Vin et capsules créosotées, huile de foie de morue de Norwège.

Blennorrhagie. — Tisane sèche, capsules végétales algériennes, injection suédoise.

Brûlures. — Lotions d'eau froide, application du liniment Oleo calcaire, pansement à la vaseline.

Calvitie. — Deux fois par semaine, faire une friction sur le cuir chevelu avec la mixture anti-pelliculaire de Pontherey.

Cauchemar. Est souvent produit par un embarras gastrique ; se purger avec de l'eau d'Epsom ; thé des Cévennes.

Carie dentaire. — Tous les matins, se nettoyer les dents avec une brosse et de l'eau de Botot ; au moment des douleurs, faire usage du baume odontalgique Viviant.

Coliques. — Douleurs plus ou moins vives qui siègent dans un des viscères de l'abdomen.

Sirop d'éther, infusion d'anis, de menthe ou de tilleul, cataplasmes de farine de lin, potion au bismuth laudanisée.

Coliques des enfants. — Frictions sur le ventre avec l'huile camphrée, cataplasmes tièdes de farine de lin, deux cuillerées à café d'huile d'amande douce mélangée à du sirop de chicorée.

Constipation. — Doit être combattue en alternant les purgatifs.

Elixir purgatif du docteur Jam, thé des Cévennes, eau d'Epsom.

Coqueluche. — Faire vomir l'enfant deux fois par semaine, faire prendre cinq cuillerées à café par jour du sirop contre la coqueluche du docteur Rousseau.

Cors aux pieds. — Guérison par la pédicurine appliquée le soir en se couchant.

Coryza. — Fumigations émollientes avec fleurs de sureau, respirer des vapeurs d'iode, priser du camphre, coryzaline Viviant.

Coups, contusions, foulures. — Compresses permanentes imbibées de mixture résolutive, frictionner avec alcool camphré ou teinture d'arnica.

Coupures. — Laver avec de l'eau phéniquée, rapprocher les bords de la plaie, les fixer avec des bandes de taffetas d'Angleterre ou de diachylon. Si le sang ne s'arrête pas, recouvrir d'un morceau d'amadou.

Courbature. — Frictionner les reins avec le liniment résolutif St-Jean ; boire, le soir, une infusion de thé des Cévennes.

Crampes d'estomac. — Sirop d'éther par cuillerées à café tous les quarts d'heure, linges chauds sur l'estomac, frictions avec de l'alcool camphré.

Crevasses, engelures, gerçures. — Glycérine, glycérolé d'amidon, vaseline, pommade dermophile du docteur Jam.

Croup. — Consulter aussitôt un médecin.

Dartres, eczémas. — Pommade dermophile du Dr Jam, thé des Cévennes.

Débilité, faiblesse. — Vin tonique et reconstituant du Dr Jam.

Désinfection. — Ventilation fréquente, phénol, acide phénique, thymol, clous fumants, vapeurs de soufre, chlorure de chaux.

Diarrhée. — Eau de riz gommée, eau albumineuse sucrée avec sirop de coing, potion au bismuth, cataplasmes laudanisés, lavements d'amidon, une cuillerée à café d'amidon pour un verre d'eau.

Dyspepsie, mauvaise digestion. — Difficulté de la digestion, qui est lente et laborieuse et se fait imparfaitement.

Stimuler les organes digestifs par les toniques et les amers, vin tridigestif.

Embarras gastrique. — Purgatif avec eau d'Ephram, le matin à jeun, une cuillerée d'élixir du docteur Jam. A chaque repas, une cuillerée de vin digestif.

Engelure. — Se laver les mains avec de l'eau chaude, les essuyer soigneusement et faire une application de pommade philodermique.

Evanouissement, syncope. — Placer la tête du malade de niveau avec le corps, aspersion d'eau vinaigrée sur la face, frictions, inspiration d'éther, de sel anglais, d'ammoniaque, sinapismes aux jambes, eau sucrée avec sirop d'éther et cognac.

Etourdissement. — Sinapismes aux jambes, purgations avec élixir du docteur Jam, eau d'Epsom, thé des Cévennes, sucre purgatif.

Epuisement, faiblesse. — Sont, le plus souvent, le résultat de l'appauvrissement du sang, de l'anémie. Exercices au grand air, douches; toniques sous toutes les formes, vin de quinquina, vin de St-Péray du docteur Jam, vin tridigestif. Bonne nourriture.

Eviter la constipation par l'élixir du docteur Jam.

Flueurs blanches, pâles couleurs, maux d'estomac, chlorose, anémie. — Traitement reconstituant, vin de quinquina, vin de fer, pilules ferrugineuses et apéritives, vin de St-Péray du docteur Jam.

Fluxion de poitrine. — Appliquer de suite un emplâtre de Voiron, boire cinq cuillerées à soupe, par jour, du sirop pectoral calmant du docteur Jam.

Gale. — Elle affecte de préférence l'intervalle des doigts et est caractérisée par une éruption purrigineuse de petites vésicules et par une vive démangeaison qui augmente vers le soir et pendant la nuit par la chaleur du lit.

Frictions générales pendant un quart d'heure avec du savon noir, bains sulfureux, frictions avec la pommade contre la gâle préparée à la pharmacie St-Jean.

Glandes. — Celles qui sont dues à un état général scrofuleux sont tenaces et tendent souvent à suppurer.

Sirop de raifort iodé, sirop de iodure de fer, huile de foie de morue, élixir dépuratif du docteur Jam ; pommade résolutive iodo iodurée.

Goître. — Tumeur molle qui se forme sans douleur à la partie antérieure du cou.

Sirop d'iodure de fer, une cuillerée matin et soir, sirop de raifort iodé, trois cuillerées par jour, solution d'iodure de potassium.

A l'extérieur : badigeonnages de teinture d'iode, pommade fondante iodo-iodurée.

Gourme des enfants. — Faire tomber les croûtes par des lavages à l'eau boriquée tiède, pansement avec la vaseline boriquée.

Usage du sirop de raifort iodé ou du sirop d'iodure de fer.

Goutte. — Fluxion périodique et douloureuse sur les articulations des pieds et des mains.

A l'extérieur : baume Dubourg, baume Raphaël, baume tranquille laudanisé, cataplasmes de farine de lin laudanisés.

A l'intérieur : salicylate de soude, thé des Cévennes, élixir Dubourg.

Grippe, rhume, bronchite, influenza. — Caractérisé par le rhume de cerveau, fièvre légère et courbatures. Infusions de bourrache et d'hysope, sirop pectoral lénitif du docteur Jam, pastilles pectorales, thé des Cévennes, emplâtre de Voiron, potion à l'antipyrine.

Haleine fétide. — Se gargariser avec l'eau de Botot, prendre le matin une cuillerée à café de magnésie calcinée.

Hémorrhoïdes. — Purgatifs salins, bains de siège tièdes ou grands bains, eau d'Epsom, limonade purgative, thé des Cévennes. Suppositoires calmants, pommade contre les hémorrhoïdes.

Hoquet. — Sirop d'éther, perles d'éther, sinapismes au creux de l'estomac.

Humeurs froides, scrofules, écrouelles. — Huile de foie de morue, sirop d'iodure de fer, sirop de raifort iodé, élixir dépuratif du docteur Jam, vin reconstituant ferrugineux de St-Péray.

Hydropisie. — Diurétiques, tisane de feuilles de frêne et queues de cerises, purgations avec thé des Cévennes.

Indigestions. — Faire vomir, ensuite infusions stimulante de menthe, camomille ; élixir digestif à la pepsine.

Insomnie. — Le soir, prendre une cuillerée de sirop bromuré à l'écorce d'orange amère.

Jaunisse. — Boissons amères, petite centaurée, gentiane. Purgation avec élixir dépuratif du docteur Jam, thé des Cévennes, eau de Vichy N.-D. des Victoires.

Maux de dents. — Nettoyer la dent cariée et mettre dans la cavité une boulette de coton imbibée de mixture dentaire, se rincer la bouche le matin avec eau de Botot.

Maux de gorge. — Gargarismes adoucissants avec guimauve et pavot, ensuite gargarismes astringents avec feuilles de ronces, chlorate de potasse et borate de soude, sirop pectoral cinq cuillerées par jour.

Maux de tête, migraine, névralgie. — Compresses d'eau sédative, potion à l'antipyrine, pilules anti-névralgiques, repos au lit et dans l'obscurité ; le soir, en se couchant, une infusion de thé des Cévennes.

Morsures de chiens enragés, de vipères et mouches charbonneuses. — Lier de suite le membre mordu au-dessus et au-dessous de la plaie, en serrant fortement, pour empêcher l'introduction du venin dans la circulation du sang, faire saigner la plaie et la laver à grande eau, la cautériser au fer rouge.

Laver ensuite la plaie avec eau phéniquée, eau sédative ou eau ammoniacale. Appeler un médecin.

Muguet des enfants. — Purger l'enfant avec huile de ricin ou sirop de chicorée et huile d'amandes douces ; collutoires avec miel rosat et borate de soude.

Ophtalmie. — Laver les yeux avec eau de camomille dans laquelle on aura fait dissoudre une pincée d'acide borique, collyre au sulfate de zinc, pommade de L m.

Pâles couleurs. — Toniques et fortifiants sous toutes les formes ; vin ferrugineux du docteur Jam, élixir digestif, éviter la constipation par l'emploi du thé des Cévennes.

Palpitations. — Appliquer sur le cœur un sinapisme parisien, prendre tous les quarts d'heure une cuillerée de sirop d'éther, potion au bromure de potassium.

Panaris. — Cataplasmes de farine de lin arrosés de laudanum ; onguent napolitain belladoné, citron. Purgations avec thé des Cévennes.

Piqûres d'abeilles, guêpes ou autres insectes. — Laver la piqûre avec vinaigre, eau sédative ou eau phéniquée ; cautériser avec de l'acide phénique et s'il survient de l'inflammation, cataplasmes de farine de lin arrosés d'eau phéniquée.

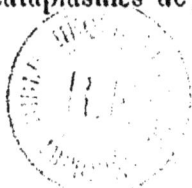

Plaies. — Laver la plaie avec eau phéniquée ou eau boriquée, ensuite tenir constamment des compresses de mixture résolutive.

Pleurésie. — Appliquer de suite dans le dos et sur la poitrine un emplâtre de Voiron, boire cinq cuillerées à soupe, par jour, de sirop pectoral du docteur Jam.

Point de côté. — Sinapismes à l'endroit douloureux, emplâtre de Voiron, frictions avec le baume Raphaël.

Phtisie pulmonaire. — Faire usage de la Noseline russe et du sirop pectoral, boire trois petits verres, par jour, de vin phosphaté à la viande et au quinquina.

Rachitisme. — Huile de foie de morue blonde, sirop d'iodure de fer, sirop de raifort iodé.

Refroidissement. — Se coucher et se faire transpirer avec tisane de bourrache; s'il y a de la toux, de l'oppression, appliquer un vésicatoire et boire du sirop pectoral de la pharmacie St-Jean.

Rhumatisme. — Appliquer sur le point douloureux un emplâtre de Voiron, frictions avec baume Raphaël, boire trois cuillerées à soupe d'élixir Dubourg dans de la tisane de feuilles de frêne, badigeonnages de teinture d'iode, le le soir en se couchant infusion de thé des Cévennes.

Rhume. — Prendre six cuillerées à soupe, par jour, de sirop pectoral du docteur Jam, appliquer un thapsia sur la poitrine.

Rougeole, scarlatine. — Boissons sudorifiques de bourrache, tilleul, fleurs pectorales, pensées sauvages sucrées avec le sirop de Tolu; diète, repos au lit.

Saignement du nez. — Tenir la tête haute, tamponner le nez avec du coton imbibé d'une solution de perchlorure de fer.

Sciatique. — Prendre tous les jours trois cuillerées à soupe d'élixir Dubourg, appliquer un emplâtre de Voiron et frictionner la jambe avec le baume Raphaël.

Syncope (Perte de connaissance). — Coucher le malade dans une position horizontale, faciliter la respiration en retirant les vêtements, aspersion d'eau fraîche à la face et frictions excitantes sur la poitrine, faire respirer de l'éther, du sel anglais, du vinaigre.

Vers intestinaux. — Faire prendre à l'enfant, le matin à jeun, une cuillerée à dessert du sirop vermifuge de la pharmacie St-Jean, prise de santonine, pastilles de chocolat à la santonine.

DÉPOT CENTRAL

des véritables Remèdes Electro homéopathiques

du Comte MATTEI, de Bologne.

RECETTES DE MÉNAGE

CÉRAT POUR LES LÈVRES

Cire blanche.............. 30 grammes
Huile d'amandes douces.... 50 —

Faire fondre à une douce chaleur et couler en petites plaques.

EAU SÉDATIVE DE RASPAIL

Alcool camphré........... 10 grammes
Ammoniaque.............. 60 —
Sel marin................ 60 —
Eau.................... 1 litre

CERISES A L'EAU-DE-VIE

Choisissez de belles cerises, coupez la moitié de chaque queue et mettez-les dans un bocal à petite ouverture ; remplissez-le avec un mélange exactement dosé de :

Alcool à 90°............. 1/2 litre
Eau.................... 400 grammes
Sirop de sucre.......... 450 —

Fermez avec un bouchon de liège bouchant exactement.

EAU DE CUIVRE

Acide oxalique........... 50 grammes
Tripoli................. 100 —
Eau.................... 1 litre

LIQUEUR POUR L'ARGENTERIE

Crème de tartre.........	30 grammes
Sel marin.............	30 —
Alun................	30 —
Eau	1500 —

L'argenterie, bouillie dans cette composition, devient très brillante.

POUDRE POUR NETTOYER L'ARGENTERIE

Crème de tartre..........	50 grammes
Carbonate de chaux	50 —
Alun pulvérisé..........	25 —

On frotte l'argenterie avec ce mélange délayé dans un peu d'eau en se servant d'un linge doux ou d'une brosse.

CRÊME DE CACAO

Cacao torréfié et pulvérisé.	150 grammes
Vanille...............	1 —
Eau-de-vie à 56°	400 —

Après un mois de macération, ajoutez :

Sucre.................	150 grammes
Eau	150 —

CASSIS

Cassis mondé.........	1 kilog.
Eau de vie à 20°	2800 grammes
Sucre	600 —
Girofle...............	1 —
Cannelle.............	1 —

Laissez macérer 15 jours et filtrez.

RATAFIA DE GRENOBLE

Suc de merises............	5 kilog.
Sucre................	1 kilog.
Cannelle	4 grammes
Clous de girofle	4 —
Feuilles de pêcher........	25 —
Amandes de cerises pilées.	250 —
Eau-de-vie à 22°..........	5 litres

Dissolvez le sucre dans le suc de merises, faites infuser les autres substances dans l'eau-de-vie pendant 8 jours, mêlez les deux liqueurs et filtrez.

DESTRUCTION DES MITES

Alcool à 80°	80 grammes
Camphre................	10 —
Coloquinte.............. ...	10 —

Laisser en contact 10 jours ; on en arrose les vêtements et les fourrures que l'on veut conserver.

BAIN DE BARÈGE

Faire fondre 125 gram. de sulfure de potasse dans l'eau du bain, se servir d'une baignoire en zinc.

BAIN ALCALIN

Faire dissoudre, dans l'eau, 250 gram. sous-carbonate de soude.

BAIN D'AMIDON

Délayer, dans le bain, 500 gram. d'amidon.

BAIN DE PIEDS A LA MOUTARDE

Délayer 125 gr. de moutarde dans un litre d'eau froide que l'on ajoute à la quantité d'eau chaude nécessaire pour le bain de pieds ; il faut avoir soin de recouvrir le bain d'une serviette pour éviter l'irritation de la moutarde sur les yeux.

CATAPLASME DE FARINE DE LIN

Délayez la quantité de farine de lin nécessaire dans l'eau froide, de manière à faire une bouillie très claire et faites chauffer en remuant continuellement jusqu'à ce que la masse ait pris une consistance convenable.

CATAPLASME SINAPISÉ

Faire un cataplasme de farine de lin comme ci-dessus et saupoudrer la surface de farine de moutarde avant de le recouvrir de mousseline.

CATAPLASME DE FÉCULE

Fécule de pommes de terre   10 grammes
Eau....................   100   —

Délayez la fécule dans le double de son poids d'eau, ajoutez-y peu à peu en remuant le reste de l'eau portée à l'ébullition. Faites bouillir pendant quelques instants.

POUDRE DENTIFRICE
DUCHESSE

pour fortifier les gencives, blanchir et conserver les dents.

SIROP BALSAMIQUE PECTORAL VIVIANT

CONTRE

les Irritations de Poitrine et d'Estomac

Le seul efficace dans les rhumes, toux, bronchites, catarrhes, coqueluche, asthmes et toutes les maladies de poitrine.

Un grand nombre de maladies, qui paraissent très différentes les unes des autres, ne sont produites que par l'irritation ou inflammation des bronches ou des muqueuses de l'estomac; détruire cette inflammation ou irritation, c'est guérir la maladie. C'est ainsi qu'agit le sirop pectoral Viviant.

Il ne renferme que des substances extrêmement douces, rafraîchissantes et fortifiantes et c'est pour cette raison qu'il convient si bien dans toutes les maladies provenant d'une irritation de la poitrine ou de l'estomac et calme le principe irritant du sang et des humeurs.

Il est souverain dans les toux sèches, violentes et opiniâtres, les rhumes, catarrhes, bronchites, coqueluches. Il tempère l'ardeur des fièvres.

L'usage de ce sirop a ramené à la santé des personnes phtisiques; les personnes atteintes de cette grave affection ne doivent donc pas se décourager; qu'elles aient de la persévérance et s'y prennent le plus tôt possible, elles auront grande chance de succès.

Il calme les personnes tourmentées d'irritations nerveuses, qui éprouvent de l'agitation et de l'insomnie et donne un sommeil tranquille et réparateur.

Les personnes qui ont des sueurs nocturnes les feront disparaître en prenant deux cuillerées à soupe de ce sirop le soir en se couchant.

MODE D'EMPLOI DU SIROP BALSAMIQUE VIVIANT :

On doit en prendre 4 à 5 cuillerées à soupe par jour entre les repas; on peut également en prendre la nuit quand les accès de toux empêchent de dormir. La dose est d'une à deux cuillerées à soupe pour les grandes personnes et d'une cuillerée à café pour les enfants.

Voici la manière de le prendre :

Toux, rhumes, catarrhes, bronchites, asthme. — Quatre cuillerées à soupe par jour, soit pur, soit dans de la tisane de fleurs pectorales ou d'hysope ; une à deux cuillerées à soupe pendant la nuit au moment des accès.

Phtisie. — Cinq cuillerées à soupe pendant la journée et deux dans la nuit ; faire usage de la noseline russe.

Pour éviter les imitations et les contrefaçons inefficaces de ce sirop dont la supériorité a été reconnue par toutes les personnes qui en ont fait usage,

Exiger l'étiquette :

PHARMACIE SAINT-JEAN

C. VIVIANT

Pharmacien à VALENCE (Drôme)

Médication Purgative et Dépurative

ÉLIXIR DU DOCTEUR JAM

Du parfait état des fonctions gastriques et intestinales dépendent la bonne humeur, la liberté d'esprit, le bien-être général.

Voltaire a dit : « Si vous voulez vous assurer les faveurs d'un « grand personnage, adressez-vous adroitement à son valet de « chambre, pour savoir si Monseigneur n'est pas constipé ».

C'est afin de permettre à chacun de retrouver ce bien-être, cette liberté d'action, si souvent entravée, que le docteur Jam met à la disposition des victimes de la constipation rebelle, opiniâtre, l'élixir purgatif et dépuratif.

Il est aussi employé avec succès contre les feux du visage, l'acné, l'eczéma, les écoulements d'oreilles, les maux d'yeux.

On le prend à la dose de une cuillerée à bouche le matin à jeun. Continuer pendant quelques jours, le cesser ou le reprendre suivant l'effet produit.

Prix du flacon : 2 fr. 50

POMMADE PHILODERMIQUE

du Docteur JAM

Médaille de bronze et Médaille d'argent

La pommade philodermique du docteur Jam est depuis longtemps employée avec succès contre les feux du visage, les pellicules, le pityriasis, l'acné, les tumeurs hémorrhoïdales, les érosions cutanées si douloureuses qui arrêtent les nouveaux cavaliers et les jeunes vélocipédistes.

Cette pommade, à base tonique et détersive, donne à la peau une grande souplesse et un velouté incomparable. Elle permet de braver le hâle et le soleil. Grâce à son emploi, les éphélides (taches de rousseur) disparaissent avec une grande rapidité.

Mode d'emploi. — Une onction matin et soir, sur les parties malades.

Prix : 1 fr. 25 le pot

Dépôt principal, chez M. Viviant, pharmacien de 1re classe, place St-Jean, à Valence, et dans les principales pharmacies.

MÉDICATION TONIQUE

VIN DE St-PÉRAY DU DOCTEUR JAM

Ce traitement a pour objet de reconstituer les fonctions vitales, de rendre à l'organisme la tonicité qui lui fait défaut.

Nous ne sommes plus au temps où Menghinus et Parmentier voulaient forger des épées et frapper des médailles avec le fer trouvé dans le sang des grands hommes.

On n'entend plus parler maintenant que de chlorose, d'anémie ; nous sommes en présence d'un sang *fin de siècle* qu'il faut régénérer.

Aussi le vin de St-Péray du docteur Jam, tonique, reconstituant, expérimenté depuis plusieurs années par le docteur Jam et par ses confrères, dosé, préparé sous le contrôle du docteur, vient-il répondre à ce besoin urgent de réparation des globules sanguins.

Quelques jours d'emploi de ce vin à base de fer, de pepsine, de coca, d'écorces d'oranges amères, le tout bien fondu dans l'un des crus les plus célèbres des côtes du Rhône, en démontrent toutes les vertus.

Prix de la bouteille : 3 francs

Emplâtre Saint-Jean

Guérit radicalement les toux, rhumes, bronchites, catarrhes, grippes, oppression, asthme, lombago, sciatique, rhumatismes, maladies de poitrine, refroidissements, points de côté, coqueluche, efforts, douleurs, etc.

Faire usage, en même temps, du

SIROP BALSAMIQUE VIVIANT

solide la guérison et empêche le retour du mal, lequel a des ten-
dances à la récidive.

Constipation. — Provient soit d'une alimentation échauffante
et trop substantielle, soit d'une vie trop sédentaire, se développe
sous l'influence de certaines maladies nerveuses ou inflammatoires.

L'élixir du docteur Jam, par ses propriétés rafraîchissantes,
adoucissantes, remédie facilement à cet état de choses : Les substances digérées sont évacuées librement et régulièrement, l'irritation des intestins cesse et tous les malaises disparaissent rapidement.

La dose est de une à deux cuillerées tous les jours.

Rhumatismes. — L'élixir du docteur Jam assouplit les articulations, produit la sécrétion des liquides nécessaires pour empêcher l'engourdissement des muscles, fait disparaître les dépôts
endurcis et facilite le mouvement régulier du mécanisme naturel.
La composition de l'élixir du docteur Jam est salutaire pour débarrasser l'organisme des humeurs acides contenues dans le sang im-
pur, qui occasionnent les rhumatismes, les inflammations, les
douleurs et les engourdissements des muscles deviennent, par ce
fait, impossibles.

Maladies de l'estomac. — Cette maladie se manifeste par
des douleurs dans l'estomac, des tiraillements, une sensation lourde
et des aigreurs, par des maux de tête violents, par la perte de
l'appétit. Les nerfs sont excités, on ne peut se reposer, la perte
des forces entraîne de graves inconvénients.

Deux cuillerées d'élixir du docteur Jam, tous les deux jours,
enlèvent de l'estomac toutes les substances corrompues et perni-
cieuses, il lui donne la force nécessaire pour la digestion ; il dissout
la nourriture, augmente la puissance et la quantité du suc gastrique et met de l'harmonie dans les fonctions de l'estomac, du foie
et de l'intestin.

Maladies du foie. — La personne atteinte d'horribles douleurs
dans les côtés, un goût désagréable dans la bouche, des accès de
chaleur, les voies digestives sont dérangées, la langue chargée ; la
gastralgie, les maux d'estomac et de tête la tourmentent ; de plus,
elle a souvent les yeux jaunes, elle éprouve une envie de dormir
qui la rend incapable de toute occupation. Elle a froid aux pieds

et aux mains, la circulation du sang se ralentit, il y a perte d'appétit, nausées, maux de tête.

L'élixir du docteur Jam, à la dose de deux cuillerées tous les deux jours, règle les selles du malade sans coliques. Le foie peut secréter la bile dans un état satisfaisant, le sang est épuré et renouvelé, les yeux perdent leur couleur jaune, la santé et le teint frais reviennent.

Maladies de la peau. — Toutes les maladies de la peau, les boutons de la figure et du corps, les ulcères, les plaies, les furoncles, les anthrax, les dartres, l'eczéma, etc., sont des maladies du sang. Il faut, au plus vite, remédier à ces affections, car il arrive parfois que le manque de soin les rend, dans la suite, difficiles à guérir. Les personnes soucieuses de leur santé doivent prendre de temps en temps, surtout aux changements de saison, une cuillerée, tous les deux jours, d'élixir dépuratif du docteur Jam.

Névralgies, maladies des intestins. — L'emploi de l'élixir du docteur Jam est, en général, suffisant pour faire cesser, en peu de temps, les douleurs névralgiques et les maladies des intestins qui en sont la cause.

La continuation de ce traitement pendant une durée convenable consolide la guérison et empêche le retour du mal.

La dose est de deux cuillerées tous les deux jours. Un régime doux, beaucoup de chaleur, un grand soin d'éviter les refroidissements sont nécessaires.

L'élixir du docteur Jam n'exige pas de régime spécial, il n'empêche pas de travailler ; il a des effets certains et assez doux pour qu'on puisse le répéter à de très courts intervalles.

Il peut être pris même par les personnes les plus délicates. En dépurant le sang, l'élixir du docteur Jam convient dans toutes les maladies.

Le flacon : 2 fr. 50

Dans la plupart des pharmacies.

———

DÉPOT GÉNÉRAL :

Pharmacie VIVIANT, place St-Jean, Valence.

SIROP VERMIFUGE

CONTRE LES VERS INTESTINAUX DES ENFANTS

Composé uniquement de substances végétales, ce remède est d'une action certaine et a l'avantage de posséder un goût qui le fait aimer des enfants.

Dose : une cuillerée à café matin et soir.

Prix : 0 fr. 60.

SIROP DE RAIFORT IODÉ
de la Pharmacie Saint-Jean

Ce médicament donne les résultats les plus remarquables dans les maladies des enfants pour remplacer l'huile de foie de morue et le sirop antiscorbutique.

Il est souverain contre l'engorgement et l'inflammation des glandes du cou, les gourmes et les diverses éruptions de la peau de la tête et du visage. Il excite l'appétit, tonifie les tissus, combat la pâleur et la mollesse des chairs et rend aux enfants leur vigueur et leur gaieté naturelle.

Mode d'emploi. — Une cuillerée à soupe matin et soir.

SIROP PHOSPHATÉ

Reconstituant par excellence pour les enfants faibles de constitution.

Ce sirop fortifie les os, combat le rachitisme, les scrofules, le lymphatisme, les glandes du cou, la pâleur du visage, facilite la dentition, combat la diarrhée des enfants.

EAU DE COLOGNE SUPÉRIEURE
préparée par VIVIANT, pharmacien.

Le flacon : 0,90.

PILULES ANTINÉVRALGIQUES

Les plus violentes névralgies, migraines, irritations nerveuses sont guéries par l'usage de 3 pilules anti-névralgiques par jour.

THÉ DES CÉVENNES

PURGATIF — ANTIGLAIREUX — DÉPURATIF DU SANG
ANTIBILIEUX

Les plantes qui composent ce thé purgatif sont récoltées avec soin dans les pays de production, sur les hautes montagnes des Cévennes, le séchage et le dorage sont l'objet de soins minutieux.

Les plus célèbres médecins reconnaissent la supériorité des plantes qui le composent, les prescrivent chaque jour pour combattre efficacement les affections suivantes :

Maux de tête, migraines, influenza, névralgies, étourdissements, manque d'appétit, digestions difficiles, maladies du sang, bile, glaires, constipation opiniâtre, dartres, boutons, démangeaisons, eczémas, etc.

Le thé des Cévennes est d'un goût des plus agréables, n'empêche pas de travailler. Il peut être pris en tout temps sans aucun danger, même par les personnes les plus délicates ; son action est très douce et n'irrite jamais les intestins.

Mode d'emploi. — Le thé des Cévennes se prépare comme le thé ordinaire : emplir la petite mesure contenue dans la boîte pour une tasse. On le fait infuser cinq minutes, on le sucre et on le boit chaud.

Une tasse prise chaque soir, pendant cinq jours, suffit pour les personnes dont les intestins fonctionnent difficilement, qui sont échauffées et qui veulent se rafraîchir. Mêmes doses pour les dames qui font passer leur lait et pour les personnes qui ont des douleurs de tête fréquentes.

Augmenter la dose si l'on veut obtenir un effet plus actif.

Exiger la marque : Thé des Cévennes.

Dépôt : pharmacie Viviant, place St-Jean, Valence.

266

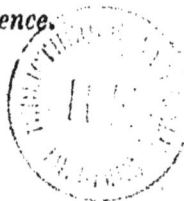

TRAITEMENT RATIONNEL

et **GUÉRISON** de

LA GOUTTE, DU RHUMATISME

ET DE

toutes les Affections qui en dépendent

PAR

le Baume et l'Elixir Dubourg

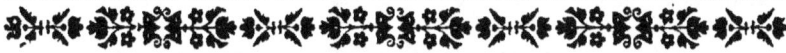

Baume Raphaël

PULMONAIRE, ANTIRHUMATISMAL

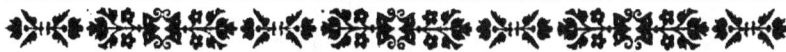

NOSELINE RUSSE

Remède infaillible
pour combattre les maladies de poitrine

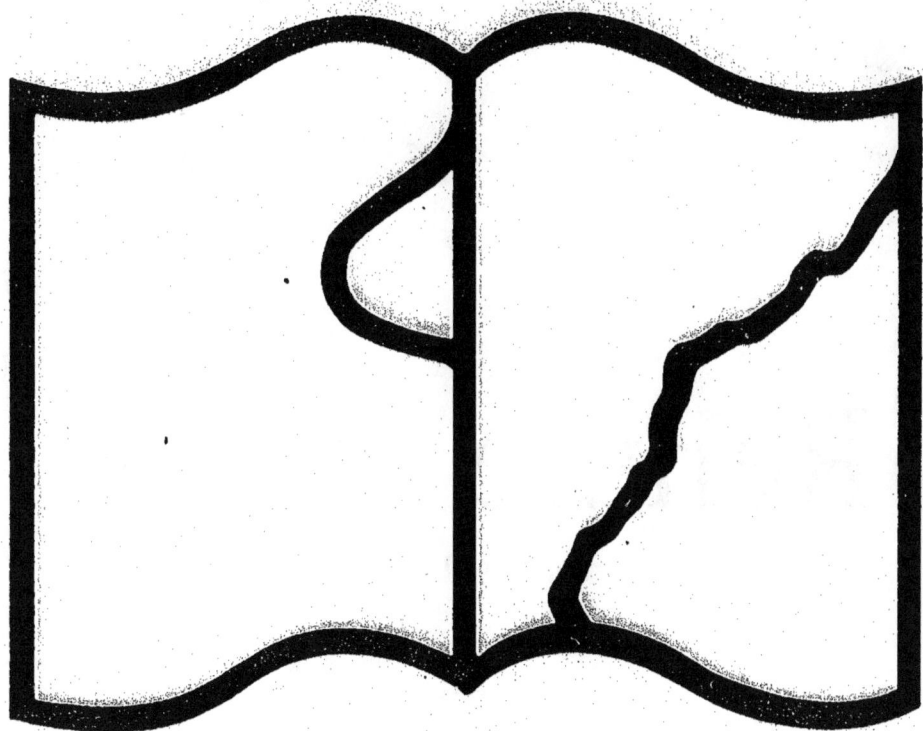

Texte détérioré — reliure défectueuse

Reliure serrée

www.ingramcontent.com/pod-product-compliance
Lightning Source LLC
Chambersburg PA
CBHW060506210326
41520CB00015B/4114